BIBLIOTHÈQUE L. CURMER

ENSEIGNEMENT UNIVERSEL.

DU CHOLÉRA-MORBUS

ET

DE SON TRAITEMENT,

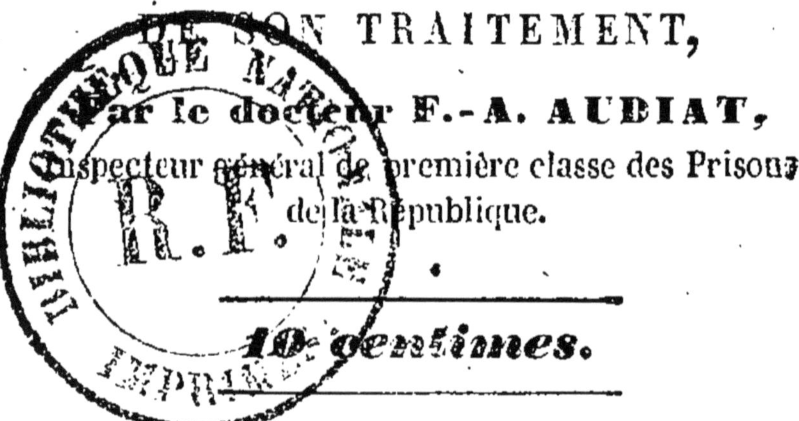

par le docteur F.-A. AUDIAT,
Inspecteur général de première classe des Prisons de la République.

10 centimes.

PARIS.
LIBRAIRIE L. CURMER,
rue de Richelieu, 49.

(13) 1848

La **Bibliothèque L. Curmer** est destinée à enserrer dans un vaste réseau de publications *tout* ce qui touche à l'ENSEIGNEMENT UNIVERSEL et à l'ENSEIGNEMENT ÉLÉMENTAIRE. Sous le premier titre, elle abordera toutes les questions qui sont en discussion dans le temps présent, et sous le second, elle donnera des notions sur toutes les sciences.

Elle fait un appel à *l'intelligence*, en la conviant à répandre ses bienfaits sur tous ceux qui ont besoin d'apprendre ; à la *richesse*, en l'engageant à populariser ces petits écrits et à les distribuer avec la profusion qu'ils méritent par leur but et leur importance ; aux *travailleurs*, en leur offrant un moyen sûr et peu dispendieux d'acquérir sans peine toutes les connaissances qui forment l'homme et le citoyen.

A l'aide des remises successives suivantes : 10-12, 20-25, 50-65, 100-140, on peut pour *dix francs* répandre 140 exemplaires de ces petits livres, destinés à porter partout l'amour du pays, l'instruction et la paix.

Ces petites publications coûteront 10, 20, 30, 40 et 50 centimes, selon leur nombre de feuilles de 32 pages ; le prix de 10 centimes sera le plus usuel et les autres n'arriveront que par exception.

Paris.—Imprimerie de RIGNOUX, rue Monsieur-le-Prince, 29 *bis*.

DU

CHOLÉRA-MORBUS

ET

DE SON TRAITEMENT.

La maladie appelée ainsi vient du mot grec χολερα ; elle a été observée depuis la plus haute antiquité. Elle a reçu une multitude de noms : les Indiens la désignent sous la dénomination de *morxi* ou *mordechien ;* dans les livres sanscrits, elle porte celle de *sitanga;* en Russie, *maladie noire ;* en France, depuis plusieurs siècles, elle est désignée par l'expression énergique de *trousse-galant.* L'usage a consacré, dans les dernières années, le nom de *choléra,* que nous adoptons, en y ajoutant au besoin l'une des épithètes de sporadique, épidémique, asiatique, etc.

Nature du choléra.

Quoi qu'en aient dit quelques écrivains,

médecins ou prétendus tels, dont les prétentions ridicules sont appréciées par tous les hommes éclairés, malgré les occasions malheureusement si fréquentes que les observateurs ont eu ou ont encore d'étudier cette maladie, le choléra, comme beaucoup d'autres affections, dans l'état actuel de la science, ne peut être défini d'une manière certaine, sa nature ne peut être déterminée, sa place ne peut être assignée dans un cadre nosologique.

Ces vérités ressortent de l'examen même des hypothèses et théories, des résultats opposés ou contradictoires auxquels ont été conduits ceux qui se sont occupés de ces questions. Chacun prouve très-bien l'insuffisance des systèmes qui ont précédé le sien, mais chacun à son tour échoue devant les explications qu'il donne. Rien de plus aisé que de dire ce que le choléra n'est pas ; dire ce qu'il est n'a été possible à personne, du moins de manière à satisfaire les esprits sérieux.

Il est évident en effet que la cause première, essentielle, de cette affection nous échappe. Un grand nombre d'auteurs cependant n'hésitent pas à définir le choléra par sa cause. Les uns, et ce sont les plus raisonnables, déclarent que cette maladie est un empoisonnement par un agent impondérable répandu dans l'air, dont l'effet est d'anéantir les forces vitales; de là, suppression ou diminution des principales fonctions, puis réaction violente mais salutaire pour l'élimination du principe toxique. Pour ces auteurs, le choléra est un empoisonnement comme les fièvres d'accès, avec la propriété de reproduire les miasmes qui ont engendré la maladie.

Empoisonnement, soit; mais de quelle espèce? Au moins, dans la fièvre intermittente, vous avez admis presque invinciblement la présence de miasmes végétaux provenant des marais ou des températures humides du printemps et de l'automne; ici vous n'avez fait qu'une comparaison, une figure, nullement une définition. Pourquoi ne pas comparer l'action du principe cholérique à celle d'un coup de foudre; cette comparaison vaudrait l'autre.

D'autres appellent le choléra une névrose, une affection du nerf grand sympàthique, une paralysie de la peau, une asphyxie; pour ceux-ci, le cœur est le point de départ, et les désordres observés ne proviennent que de la cessation de son action; pour ceux-là enfin, le choléra est une gastro-entérite d'une nature spécifique.

Aux premiers, nous répondrons que l'autopsie ne présente aucune altération du nerf trisplanchnique, et que d'ailleurs les fonctions de ce rouage de notre organisation chez l'homme sain ou malade sont complétement ignorées.

Aux seconds, qu'une inflammation, *spécifique* ou non, du tube digestif, ne se dénote pas au dehors par l'absence de la chaleur ou de la fièvre, par le froid, la cyanose et l'absence du pouls. Or, dans le choléra, toutes les forces de la vie sont comme suspendues ; les grandes fonctions, celles surtout qui président au mouvement circulatoire et nutritif, dont l'inflammation suppose l'exaltation, sont enrayées ; il n'y a ni oxygénation du sang ni chaleur. Dans un tel état, disons-nous, si voisin de celui du cadavre, nous ne pouvons admettre que l'inflammation soit possible, et que la dénomination de gastro-entérite, spécifique ou simple, soit applicable.

Le choléra n'est-il qu'une espèce d'asphyxie? est-ce à la diminution de l'action du cœur qu'il faut tout attribuer? L'une et l'autre de ces deux manières de voir, considérées comme définition ou interprétation des phénomènes observés, laisse de côté les symptômes si importants des évacuations alvines, des vomissements et des crampes. Les partisans de la doctrine de l'inflammation ne voyaient qu'eux, ceux qui admettent l'asphyxie ou l'inaction du cœur comme explication des phénomènes de l'affection cholérique les passent sous silence. Les solutions données, comme toutes celles dont nous ne voulons pas nous occuper, sont donc insuffisantes.

Que résulte-t-il de cette discussion fort incomplète et à laquelle nous sommes obligé de donner des bornes dans une notice aussi courte que la nôtre? C'est qu'aucune des opinions que nous avons examinées, quoiqu'exprimées par les hommes les plus illustres et les plus habiles, n'est complétement juste, c'est qu'aucune ne pourrait être adoptée sans préjudice pour la vérité. Déduisons encore que la nature du choléra la plus simple ou la plus terrible nous est inconnue, et qu'il nous est impossible d'assigner à cette affection une place à côté d'une autre.

Causes du choléra.

Les auteurs admettent, en général, deux espèces de choléra, le choléra sporadique et le choléra épidémique. Une grande importance a été accordée à cette distinction ; les esprits s'en sont beaucoup occupés dans ces derniers temps et sans y tenir beaucoup. Il faut avouer qu'au moins il est utile d'admettre deux variétés ou espèces pour satisfaire à tout ce que l'observation attentive des faits peut exiger. Si les différences entre le choléra sporadique et le choléra asiatique ne sont pas assez grandes pour qu'elles puissent constituer deux maladies distinctes, toujours est-il qu'il faut faire la part de ces différences, et nous les trouverons assez tranchées pour que, dans l'étude des causes, nous admettions cette disposition qui la facilite.

Choléra sporadique.

Causes. — Le choléra sporadique reconnaît plusieurs ordres de causes : celles qui ont leur action directe sur le tube digestif, et celles qui semblent agir sur le système nerveux ou plutôt sur le cerveau, et entraîner cet organe central à réagir sur les divers appareils de la digestion. Certains aliments, d'un usage journalier, sont rangés au nombre des causes qui agissent sur l'estomac; leurs effets nuisibles ne se développent qu'avec le concours de prédispositions particulières. Ainsi les auteurs ont signalé les viandes salées ou faisandées, la chair de porc, les poissons marinés, les œufs de brochet, de barbeau, etc., le concombre, l'ananas, le melon, les prunes, etc. Dans la plupart des cas, les malades, après l'usage de ces aliments, s'étaient gorgés de liquides glacés, de bière, d'eau de puits. Les accidents cholériques se déclarent facilement, on le sait, après l'usage imprudent des boissons glacées pendant que le corps est en sueur.

Les causes qui agissent sur le système nerveux produisent des effets plus prompts, quoique moins immédiats. Notons d'abord parmi elles l'habitation sous un ciel brûlant. Le choléra paraît endémique aux Indes et dans certaines parties de l'Amérique; il est fréquent aussi en Espagne et en Italie, et le passage subit d'un pays septentrional dans ces contrées plus chaudes est une cause efficace de choléra. Rangeons dans cet ordre de causes les impressions morales qui troublent la digestion, comme un accès de colère, une terreur subite. Quelques auteurs ont prétendu qu'une émotion vive peut, en altérant le lait d'une nourrice, déterminer aussitôt chez l'enfant un accès de choléra-morbus.

C'est dans le mois d'août et au commencement de l'automne qu'il se montre le plus fréquemment dans nos climats tempérés, surtout, dit Sydenham, lorsque quelques pluies d'orages ont fait subitement baisser la température. Cependant on voit quelquefois cette maladie pendant les saisons froides et dans les contrées septentrionales; mais les cas sont beaucoup plus rares, et il faut en rechercher les causes parmi celles qui ont une action directe sur les organes de la digestion.

Choléra épidémique.

Causes. — Ce que nous savons sur les causes du choléra se réduit donc au fond à bien peu de choses. Nous venons de voir qu'il se développe à l'état sporadique par suite de certaines circonstances tenant aux alimens, aux impressions morales, à l'état électrique de l'atmosphère. Mais quelle est la cause essentielle des grandes épidémies? quel est l'agent qui les produit et les répand? Nous ne le connaissons pas, et nous sommes, ici comme ailleurs, réduits aux conjectures. Certains auteurs veulent attribuer à des causes identiques à celles qui les produisent dans l'Inde, comme la misère et l'abrutissement des populations, les épidémies cruelles qui ont ravagé l'Europe en 1832 et qui nous menacent encore. Certes, de tout temps, en Europe comme aux Indes, les écarts de régime, les excès de table et l'intempérance, ont été signalés comme des causes puissantes de choléra, surtout pendant les grandes chaleurs : c'est le *choléra crapuleux, par inglutition*, des auteurs. Certes, les circonstances qui tendent à débiliter la machine humaine, et à diminuer la force de résistance qu'elle oppose aux agents de destruction qui l'entourent, sont encore des causes puissantes de cette maladie. Ainsi l'affaiblissement par suite d'affections chroniques, l'habitation dans les lieux bas et humides, l'entassement d'un trop grand nombre de personnes dans un même espace, le dénuement habituel auquel est en proie une partie de la population des grandes villes, les mauvaises récoltes, les privations et les maux qu'entraîne la guerre, un travail écrasant, la débauche, l'ivrognerie, toutes ces causes réelles mais secondaires créent une prédisposition qui rend plus facile et plus dangereuse l'action de la cause essentielle; mais aucune d'elles n'est exclusivement propre au choléra, et toutes les épidémies qui, à différentes époques, ont frappé l'Europe, de quelque nature qu'elles fussent, se trouveraient favorisées par des circonstances semblables; mais aucune d'elles ne donne une explication suffisante du fléau.

Les débordements du Gange, l'état particulier des populations indiennes, combinés avec des causes du même ordre que les précédentes, sont pour beaucoup sans doute dans l'existence endémique du choléra dans ces contrées. De graves épidémies ont pu surgir tout à coup par l'exaspération de ces causes, mais il n'en résulte pas que le phénomène de sa propagation soit expliqué. De tout temps, et plus encore à d'autres époques que la nôtre, il y a eu en Europe des malheureux exposés aux rigueurs de la faim, de la misère et des saisons; de tout temps, la guerre et l'intempérance les ont décimés. Mais, avant 1817, le choléra n'avait pas sévi sur nos populations; ajoutons qu'il n'a pas non plus épargné les personnes le plus favorablement placées en apparence; que les gens sobres ont été frappés comme les intempérants, et que les lieux secs et élevés n'ont pas été plus à l'abri du fléau que les lieux bas et humides.

La manière dont il a progressé, sa marche épidémique, sont de nouvelles preuves à l'appui de toutes celles qui précèdent.

Progression et marche épidémique.

Tous les récits établissent que l'épidémie commença en août 1817, à Jessore, dans le Bengale, située dans le Delta du Gange. Depuis cette époque jusqu'à ce jour, l'épidémie n'a pas cessé ses courses; ses progrès ont semblé s'arrêter après 1832, l'Europe, du moins, paraissait à peu près débarrassée; à la fin de 1833, elle était arrivée et sévissait au Mexique et dans plusieurs autres contrées de l'Amérique. Sa marche de l'est à l'ouest avait ainsi duré quinze ans avec la même force.

Voici dans cette direction et durant ce laps de temps, année par année, les progrès suivis par elle.

En août 1817, de Jessore elle s'étend rapidement à Dacca, Dinapore et Calcutta; en 1818, elle gagne Bombay et Madras, et en 1819, elle sévit à Ceylan, à Maurice et à Bourbon.

En 1820 et 1821, elle envahit les côtes et les principales villes du golfe Persique; elle paraît successivement à Schiraz, Mascate, Ispahan, et dans toute l'Arménie. Pendant 1822, ce sont les rives du Tigre et de l'Euphrate qui sont frappées, elle paraît à Alep.

En 1823, elle s'avance vers la Russie, dans les gouvernements de la Nouvelle-Géorgie et du Caucase, et ne s'étend pas plus loin du côté de l'Europe. Une pause se fait, qui dure plusieurs années, puis en 1829, on la voit éclater à Tiflis et à Astrakan, avec des forces nouvelles qu'elle semble avoir puisées dans l'élaboration de ces causes secrètes auxquelles on rattache l'apparition de toutes les épidémies. Le fléau reprend sa marche un moment suspendue : il sévit à Orembourg et à Moscou en 1830; en 1831, il paraît à Saint-Pétersbourg, à Varsovie, à Dantzig, à Berlin, à Hambourg et Sanderlang; enfin, en 1832, Londres et Paris sont frappés à leur tour.

Depuis cette époque, il traverse l'Europe et l'Océan, gagne l'Amérique, reparaît à intervalles différents dans plusieurs villes du midi de la France et de l'Italie, et reprend sa course du fond de l'Inde pour gagner de nouveau l'Asie Mineure, la Russie et l'Allemagne, où nous le voyons sévir en ce moment.

Dans ce vaste trajet, n'oublions pas de dire que la direction de l'est à l'ouest n'est pas la seule que le choléra ait suivie. Du gouvernement de Calcutta, il s'étendait au même moment à celui de Madras et de Bombay, et au sud vers les archipels de la mer des Indes, à l'est vers la Chine, au nord du côté du plateau central de l'Asie, faisant ainsi irruption dans tous les sens. Comme une zone immense régnant du nord au sud, poussée de l'est à l'ouest, l'épidémie s'étendait sur un front considérable et sur une longueur de plusieurs centaines de lieues.

Tous ces peuples frappés par le choléra ont-ils les mêmes habitudes hygiéniques; la misère, l'intempérance, la débauche, y règnent-elles à un même degré? Pouvons-nous enfin trouver dans l'état social de ces populations si diverses, et dans les maux qu'il engendre, l'explication réelle de la cause et de la propagation du choléra? Évidemment non. Ce point, le plus important de tous peut-être, est, à notre avis, le plus obscur, et nous sommes obligés d'avouer notre ignorance à ce sujet.

Symptômes du choléra-morbus.

Choléra sporadique.—Invasion subite de la maladie, et en raison de l'intensité des causes, vomissements et déjections alvines. Le plus souvent, les accidents graves sont annoncés, plusieurs heures d'avance, par des éructations acides et de mauvaise odeur, une céphalalgie plus ou moins intense, un frisson général, une pesanteur, une douleur à l'épigastre, quelques coliques, des borborygmes, et enfin par des nausées fréquentes. Les matières évacuées sont d'abord aqueuses et mêlées d'aliments, si la maladie se déclare après le repas ; bientôt vomissements bilieux presque sans douleur et avec des intervalles de repos, évacuations alvines muqueuses plus ou moins épaisses.

Des douleurs vives accompagnent les secousses de l'estomac, du tube digestif et des muscles de l'abdomen; anxiété extrême; déjections *gastriques* et *intestinales* brunes, noirâtres, répandant une odeur fétide.

Soif ardente, respiration courte, *suspirieuse*, voix rauque; pouls petit, fréquent, serré, irrégulier et dépressible; face pâle, baignée de sueurs; syncopes, abattement, prostration des forces portée au dernier degré, *crampes* douloureuses, hoquet fréquent, émission considérable de gaz intestinaux; terminaison, dans ce dernier cas, presque toujours funeste.

Le choléra-morbus peut se borner à la première série des symptômes énoncés, soit par des secours bien administrés, soit par sa nature moins violente. Le retour à la santé est prompt; il s'annonce ordinairement par des sueurs continues et abondantes. Si la terminaison doit être funeste, les signes qui la font prévoir sont une chaleur brûlante de l'épigastre, une soif ardente, la couleur noirâtre des déjections ou leur suppression instantanée; enfin les sueurs froides et visqueuses, et l'intensité des phénomènes du système nerveux.

Choléra asiatique. — Lorsque la maladie tend à devenir épidémique, son invasion est presque toujours annoncée par une constitution médicale qui n'a pas échappé à l'attention des observateurs. On voit les états gastriques et saburraux se montrer en plus grand nombre ; la diarrhée, puis la dysenterie, deviennent plus fréquentes ; il y a prédominance des affections abdominales. Une affection nouvellement dénommée par le public la *cholérine* annonce l'approche du fléau. Le plus souvent, elle ne se présente pas avec des symptômes graves ; en voici les principaux traits :

Chute des forces, sensation particulière de faiblesse, sueurs abondantes et faciles, sentiment pénible à l'épigastre et vers l'abdomen, digestion lente et difficile, tension du ventre, développement des gaz, diarrhée qui se guérit pour reparaître promptement, coliques, envies de vomir, hoquet ; enfin, vomissements, mais rares, et n'étant pas accompagnés de déjections alvines ; soif vive, mais désir des boissons tempérantes ; inappétence, vertiges, insomnies, disposition à la syncope, convalescence pénible, rechute facile; invasion subite des symptômes du choléra, provoquée par le moindre excès.

Certes ce n'est pas là le choléra; mais cet état, qui le précède presque toujours, est si voisin de cette maladie, qu'il peut être considéré comme en offrant les prodromes. Cette observation, on le verra plus loin, est d'une haute importance sous le rapport du traitement; c'est en quelque sorte un avertissement providentiel, puisque la guérison de la *cholérine*, facile à obtenir, lorsqu'elle n'est pas suivie d'actes d'imprudence ou d'excès d'aucun genre, préserve presque toujours du choléra lui-même.

La marche ordinaire du choléra asiatique est la suivante : affaiblissement brusque et rapide, vertiges, tintement des oreilles, trouble de la vision; puis sueurs abondantes, pâleur insolite, tension de l'abdomen, soif vive, inappétence, douleurs du ventre et des lombes, déjections alvines, et presque toujours ralentissement du pouls.

1re *période*. Le choléra est déclaré. Ainsi que nous l'avons dit, habituellement précédée de la cholérine, ou d'une diarrhée plus ou moins longtemps négligée, après un repos, un excès quelconque, l'invasion de cette maladie se produit par un malaise subit, suivi de syncopes et d'évacuations fréquentes. Bientôt apparaissent les crampes douloureuses des muscles aux bras et aux mollets ; extension, écartement nerveux des doigts et des orteils; roideur des tendons, chute du pouls ; refroidissement des extrémités, puis de la face et de tout le corps; profonde altération des traits, face hippocratique, inquiétude, agitation, soif ardente. Aux premières évacuations, qui contiennent les matières existant dans le tube digestif, succèdent rapidemment d'autres évacuations blanchâtres, liquides, mêlées de grumeaux, et qui ressemblent à la décoction de riz ou au petit-lait.

Le froid augmente, le pouls est insensible; une teinte bleuâtre, violacée (cyanose), envahit tout le corps et se montre plus intense aux pieds et aux mains Les ongles deviennent livides, la peau se ride, la face est presque cadavérique; l'œil, entouré d'un cercle bleuâtre, se fixe et s'enfonce dans l'orbite ; la cornée se ternit, se plisse et s'affaise comme sur un œil vide ; l'haleine est froide; le nez, froid aussi, paraît quelquefois tomber en gangrène; le cœur cesse de battre ou ralentit son action; la voix est éteinte. Le malade cependant conserve sa raison; il parle, mais se fait à peine entendre; sa parole n'est qu'un souffle. Les sueurs et les déjections alvines continuent; celles-ci deviennent de plus en plus blanchâtres, liquides et ténues; enfin, tout le corps devient bleu, la soif est dévorante, l'oppression extrême; la peau a perdu son ressort; piquée elle ne donne pas de sang, non plus que les artères et les veines; la respiration devient de plus en plus anhélante et précipitée; le hoquet survient, et le malade meurt, ne perdant sa raison qu'avec la vie.

Tels sont, dans le plus grand nombre des cas mortels, les phénomènes les plus habituellement observés; cependant plusieurs manquent souvent. Ainsi, tantôt la terminaison a lieu par le seul fait des évacuations et des crampes qui sont presque continues; tantôt par la suppression du pouls, de la voix, de la sécrétion urinaire et de la chaleur, période connue sous le nom de *période algide.* Les autres accidents manquent en totalité ou en partie.

2e *période*. Si le malade n'a pas succombé, on voit, à cette époque, se développer d'autres symptômes qui appartiennent à la période de chaleur ou période de réaction. En voici les caractères principaux :

Disparition lente mais progressive de la cyanose et du froid, chaleur croissante ; le pouls se relève, le visage se colore, l'œil s'anime ; la langue se nettoie, très-souvent elle se sèche ; peu ou point de vomissements ; diarrhée persistante, ventre douloureux, soif, dégoût des aliments, céphalalgie, besoin de sommeil. Au bout de deux ou trois jours, le visage reprend son aspect ordinaire, les garde-robes sont moins fréquentes, borborygmes, éructations, gêne à l'épigastre, mais retour des forces, appétit, rhythme normal du pouls, entrée en convalescence.

Tel est le tableau, malheureusement trop rare, des guérisons franches. La réaction peut avorter ; alors se reproduisent le froid et la cyanose. Dans ce cas, les vomissements et la diarrhée persistent au même degré, et finissent par enlever le malade.

D'autres fois, sous l'influence de la réaction, se développent les phénomènes de congestions et d'inflammations diverses ; de là plusieurs formes symptomatiques, dont voici les principales :

Congestion cérébrale. Céphalalgie intense, délire léger, somnolence, coma, et successivement tous les symptômes de la fièvre cérébrale, comme soubresauts dans les tendons, contractions spasmodiques, tremblements, etc. Cette forme de réaction est une des plus dangereuses, et est ordinairement mortelle. Lorsqu'elle est moins grave, la somnolence peut durer longtemps ; elle laisse quelquefois après elle un dérangement manifeste des facultés intellectuelles.

Inflammations des organes thoraciques. On voit se développer rapidement des pleurésies, avec ou sans point de côté, des pneumonies, des bronchites aiguës. Dans ce cas, les symptômes de la maladie primitive ont persisté ; ils se compliquent de l'inflammation nouvelle.

Symptômes typhoïdes. C'est la forme la plus commune de la réaction. La peau devient chaude et sèche, la langue se recouvre d'un enduit fuligineux ou noirâtre, les vomissements augmentent de fréquence et sont de plus en plus bilieux, la diarrhée persiste, la douleur de l'épigastre et du ventre est plus intense, la soif vive, le sommeil agité, la faiblesse extrême; tous les symptômes de la fièvre typhoïde se déclarent, et lorsqu'ils ne se terminent pas par la mort, la convalescence est longue et difficile. Quelques malades sont ainsi restés languissants pendant plus d'une année avec des alternatives de diarrhée, d'inappétence et d'accidents nerveux de toute espèce, et n'ont dû leur rétablissenent qu'au bénéfice du temps.

Éruptions. Dans un petit nombre de cas enfin, la réaction se produit par la rougeole, la scarlatine, l'urticaire, et plus souvent des taches de roséole; plus rarement encore, elle est terminée par le zona, l'érysipèle ou l'érythème simple.

Telle est la description aussi abrégée que possible des phénomènes qui constituent le choléra épidémique. Il ressort de cette description que deux périodes bien distinctes sont observées dans cette maladie : la première, qui est essentiellement la période cholérique, parait consister en une perturbation profonde de l'organisme, d'où résultent une sécrétion gastro-intestinale suraiguë et un collapsus général; la seconde, qui ne se compose pour ainsi dire que de symptômes communs à une grande quantité d'autres affections, n'est plus le choléra : c'est une réaction de l'organisme, dans laquelle les fonctions qui avaient été supprimées en partie se rétablissent et dépassent même leur jeu naturel. Aucune d'elles, encore une fois, ne nous offre un symptôme constant, un phénomène pathognomonique, qui puisse être considéré comme l'élément essentiel du choléra, et nous en donner une idée nette et précise.

Traitement préservatif du choléra.

Les moyens préservatifs sont peu nombreux. S'agit-il du traitement individuel : il devra varier pour chacun, d'après la position particulière où il se trouve. Les individus qui sont affectés de maladies chroniques, soit abdominales, soit autres, devront redoubler d'efforts pour s'en guérir ou au moins suivre avec une exactitude scrupuleuse le régime qui leur aura été prescrit. Les personnes en bonne santé, et dont le régime est habituellement sain, devront le continuer sans s'inquiéter des prescriptions si facilement données par les guérisseurs ou guérisseuses. Un très-grand nombre d'entre elles, effrayées à l'apparition du fléau, se hâtent de changer leurs habitudes ; ce changement subit et imprudent détermine des dérangements des fonctions digestives, qui produisent mille petits accidents nerveux qui inquiètent, et disparaissent cependant aussitôt que la malade reprend ses habitudes de chaque jour.

Quant aux moyens généraux, ils sont de plusieurs sortes. S'ils ont pour but de s'opposer à la contagion, comme les quarantaines ou les lazarets, l'expérience a démontré que, si le choléra se propage à la manière des épidémies, ce n'est jamais par le contact. Tous les cordons sanitaires, tous les séquestres des maisons ou navires infectés, sont restés inutiles et n'ont servi qu'à mettre des entraves aux transactions commerciales.

S'il s'agit de règles d'hygiène publique, comme l'assainissement et la bonne police des villes et des campagnes, l'amélioration du sort des pauvres et leur éducation, la dispersion et le bon aménagement des masses armées ou non, la propreté substituée aux immondices qui encombrent les maisons habitées par les classes ouvrières, nous ne pourrons qu'applaudir et encourager l'administration à prendre toutes les mesures qui pourront hâter ces améliorations que nous appelons de tous nos vœux.

Traitement curatif du choléra sporadique.

Dans le début, boissons aqueuses, gommeuses et peu abondantes, plutôt froides que tièdes; cataplasmes de farine de graine de lin délayée avec la décoction de racine de guimauve et de tête de pavot sur le ventre; lavements gommeux et narcotiques; diète absolue; repos dans un lieu frais, et à l'abri du bruit et de la lumière.

Si ces premiers soins ont produit quelque amendement dans les symptômes, il faut les continuer; s'ils n'ont pas été heureux et dans la seconde période du choléra sporadique, il faut administrer les narcotiques, surtout l'opium, soit à l'état liquide (15 à 20 gouttes de laudanum dans une potion), soit à l'état solide (en pilules de 5 centigr., 3 à 4 dans les vingt-quatre heures); lavements rendus calmants par l'addition du laudanum, emplâtre de thériaque sur l'épigastre.

Plus tard, il faudra avoir recours aux rubéfiants ou même aux vésicatoires sur cette région ou aux extrémité inférieures, et enfin bain tiède, dans lequel on tiendra le malade pendant plusieurs heures.

Traitement du choléra asiatique.

Nous avons dit que le choléra était toujours ou presque toujours précédé de l'ensemble ou de quelques-uns des symptômes qui constituent la *cholérine*. Ces symptômes, et spécialement la diarrhée, qui se montre toujours au début pendant un temps plus ou moins long, ne sauraient être combattus trop tôt et trop activement. Certes, s'il est quelque chose de certain pour tous les médecins qui ont observé cette terrible affection, c'est qu'autant l'état du malade offre peu de gravité à ce moment, si l'art intervient à propos, autant il y aura de danger plus tard s'il survient d'autres symptômes. Il faudra donc se hâter d'employer les moyens prescrits contre cette affection primitive; ceux qui réussissent le mieux sont, comme nous l'avons dit, la diète, les boissons gommeuses froides, la décoction de riz édulcorée avec le sirop de coings, quelquefois les sangsues à l'anus, et toujours les quarts de lavements laudanisés (12 à 15 gouttes de laudanum de Sydenham), quatre ou cinq fois dans les vingt-quatre heures.

Si le choléra est confirmé, tous les moyens doivent être tentés, et nous sommes obligés de le dire, tous nous paraissent insuffisants ou du moins ne pas avoir d'action bien décidément favorable sur l'affection qui nous occupe. Ceux qui nous ont paru le mieux réussir sont le bain général à température élevée, la limonade, l'eau glacée, ou mieux encore la glace elle-même, prise en petits morceaux, pour apaiser les vomissements ; les topiques extérieurs aux pieds, aux jambes et aux mains, sous forme de bains locaux, de cataplasmes chauds et de sinapismes ; les frictions doucement pratiquées, et non à tour de bras, avec l'alcool camphré, sur les extrémités et la région du cœur ; enfin, et mieux, les briques chauffées, les boules, bouteilles et vases de toutes formes, remplis d'eau chaude et appliqués le long du corps et de la colonne vertébrale.

Pour modérer les vomissements, il est souvent utile d'administrer de demi-heure en demi-heure, suivant la fréquence des évacuations, des pilules de 5 centigrammes de nitrate de bismuth pour 1 centigramme d'extrait de belladone.

Nous laissons de côté mille autres moyens préconisés par les auteurs, n'acceptant que ceux dont nous avons pu reconnaître l'efficacité dans un assez grand nombre de cas. Si donc, malgré cette médication, les symptômes s'aggravent, nous concevons tous les essais et nous les croyons permis ; nous déclarons seulement ne pouvoir en confirmer l'utilité.

Lorsque la période de réaction se déclare, il faut chercher à s'assurer de la forme que la maladie va prendre et agir en conséquence ; si la congestion cérébrale se présente, il faut avoir recours aux émissions sanguines, à l'application du froid sur la tête, des rubéfiants et révulsifs aux extrémités inférieures, etc.

Si la *gastro-entérite* : annoncée par la douleur à l'épigastre, la soif, la rougeur et la sécheresse de la langue, la continuation des vomissements, etc., il sera nécessaire de faire une application de sangsues à l'anus, de mettre en usage le bain, les boissons froides et acidulées, etc.

Si la *fièvre typhoïde :* facile à reconnaître par le météorisme du ventre, les soubresauts des tendons, la faiblesse, etc., nous admettons les boissons gazeuses, la glace à l'intérieur, les affusions d'eau froides, les lotions chlorurées, les frictions avec la teinture de quinquina et l'ammoniaque à l'extérieur ; nous proscrivons les purgatifs et les toniques.

Quant aux *éruptions* cutanées, il suffit de les surveiller. Enfin, si la maladie laisse une disposition à l'inappétence, aux retours fréquents de la diarrhée et d'accidents nerveux, à défaut de l'efficacité tantôt de l'eau de Seltz et du lait, tantôt du quinquina et des infusions aromatiques, que nous avons employés avec succès, il sera bon de prescrire aux malades la distraction, les voyages, etc.; et dans ce cas encore, il faut bien le dire, c'est presque toujours du temps seul qu'il faut attendre la guérison.

Nous venons d'exposer avec autant de clarté qu'il nous a été possible le traitement le plus rationnel, à notre gré, et celui qui en même temps nous a paru le mieux réussir. Il nous reste cependant à dire un mot de méthodes employées avec plus ou moins de succès ou préconisées par quelques praticiens.

1° *Méthode par le froid.* Elle repose sur cette idée complétement erronée, à notre sens, que le choléra est une paralysie de la peau, et n'est prescrite que pour les cas fort graves. Elle consiste à placer le malade dans un bain à la température de 27° centigrades s'il a la peau moite, et dans une baignoire vide s'il a la peau sèche. On verse alors sur sa tête quatre ou cinq seaux d'eau glacée, puis on fait d'autres affusions d'eau froide contre le corps. Ces opérations sont répétées toutes les deux ou quatre heures, et le malade est remis dans son lit, enveloppé de couvertures de laine bien chaudes; la poitrine, le dos et le ventre, couverts de compresses d'eau froide qui sont renouvelées dès qu'elles sont chaudes. On administre en même temps des boissons et des lavements froids, et l'on réchauffe seulement les pieds par des applications de bouteilles de grès chaudes.

Nous n'avons rien à dire de cette méthode, sinon qu'elle nous paraît fondée sur une donnée fausse, et que si le froid appliqué dans une juste mesure peut être utile à toutes les époques de la maladie, son emploi comme unique moyen de traitement nous paraît funeste.

2° *Méthode par l'eau chaude.* Elle consiste à administrer l'eau chaude en boisson, en bain et en injections dans les veines. Essayée spécialement des deux premières manières, elle a obtenu peu de succès ; les essais plus rares d'injection ont réussi moins encore.

3° *Méthode excitante.* Plus rationnelle au premier aspect, elle s'est généralisée, et beaucoup de praticiens, frappés des phénomènes de cyanose et de refroidissement, ont cru qu'ils ne pouvaient avoir recours à des toniques trop puissants; ils les ont administrés sous toutes les formes et aux doses les plus élevées. Pour nous, ils nous ont paru avoir peu d'action sur la première période, et aggraver la seconde ; il faut donc en user modérément. Les agents les plus ordinaires sont, à l'intérieur, les boissons aromatiques, l'éther, l'acétate d'ammoniaque, etc.; à l'extérieur, les sinapismes et les vésicatoires. Les topiques plus puissants, comme les moxas, la pommade ammoniacale, l'eau bouillante, etc., détruisent les tissus sans ajouter aux chances de guérison.

Les *astringents* se sont trouvés trop faibles devant le mal, et ne peuvent servir que de boissons à substituer, en cas de dégoût, aux boissons glacées, gommées ou féculentes; la ratanhia elle-même nous a toujours paru sans efficacité contre les déjections alvines.

L'opium et les autres préparations narcotiques, si utiles dès le début de la maladie, perdent leur efficacité et peuvent être dangereux à mesure qu'elle s'aggrave. Ils favorisent le coma et les congestions cérébrales lors de la période de réaction, et il faut en limiter l'emploi au moment très-court des prodromes cholériques.

Les *vomitifs* et les *purgatifs*, si vantés par les auteurs anglais, et dont les effets paraissent si puissants dans l'Inde, sont bien loin d'avoir justifié dans nos climats la faveur dont ils jouissent ailleurs.

Le calomel et l'ipécacuanha ne sont jamais, que nous sachions, parvenus à modifier la marche de la maladie, et nous nous expliquons difficilement la raison qui porte tant de médecins à s'en servir.

Négligeant enfin la liste trop longue des substances qui ont été proposées comme spécifiques du choléra, convaincus comme nous le sommes que ce spécifique, s'il existe, est encore à trouver; nous ne pouvons cependant passer sous silence la méthode qui consiste à faire usage des substances salines. Guidés par l'analyse chimique des matières excrétées et du sang des cholériques, privés, comme nous le savons, de leur élément alcalin, les hommes de l'art ont essayé d'abord d'administrer ces substances en lavements et en boissons ; cherchant à introduire ainsi dans l'économie une dissolution saline, espèce de sérum artificiel. N'ayant pu parvenu à arrêter par là les vomissements et les déjections, ils ont eu recours à l'injection dans le système veineux. Des succès vraiment miraculeux ont suivi les premiers essais de cette méthode, et bientôt elle s'est généralisée. Elle n'est employée cependant et ne peut être conseillée que dans les cas les plus graves et sur des cholériques considérés, pour ainsi dire, comme voués à une mort certaine. Elle consiste à injecter en peu de temps, 30 grammes par 30 grammes, par l'une des veines du bras qu'on aura soin de ménager le plus possible pour empêcher le développement de l'inflammation, une mixture composée en général de 12 grammes de sel commun et 1 gramme et demi de carbonate de soude dissous dans 5 à 6 livres d'eau. La température de la solution est constamment etnue au même degré pendant toute la durée de l'opération, et doit être portée au même degré que celui de la chaleur ordinaire du sang (34 à 36°). La quantité à injecter est variable, les effets produits servent de mesure

Chez presque tous les malades qui ont été soumis à cette médication, des effets manifestes de mieux-être se sont produits aussitôt après l'introduction dans le sang du sel qui lui manquait. De nouvelles expériences cependant sont nécessaires pour consacrer une méthode aussi aventureuse et d'un emploi assez difficile.

Telles sont les idées généralement admises et que nous avons dû reproduire sur le choléra-morbus. Nous cherchons à empêcher que, par suite d'une confiance aveugle dans les promesses de certains guérisseurs, le public ne se laisse aller à une trop grande sécurité et pense qu'il suffise de quelques pratiques ridicules pour se guérir ou se préserver; comme nous désirons aussi calmer les frayeurs déraisonnables de certaines autres personnes, en leur faisant bien comprendre que cette maladie redoutable est toujours précédée de symptômes peu graves, et qu'elle peut, si elle est prise à temps, être modifiée ou arrêtée dans ses progrès.

www.ingramcontent.com/pod-product-compliance
Ingram Content Group UK Ltd.
Pitfield, Milton Keynes, MK11 3LW, UK
UKHW020221200726
13856UKWH00004B/1546

9 782011 168221